CONTRIBUTION A L'ÉTUDE

DES

MANIFESTATIONS PULMONAIRES

CHEZ LES

RHUMATISANTS ET LES ARTHRITIQUES

PAR

Maurice LEBRETON

Docteur eu médecine de la Faculté de Paris,
Ancien interne des hôpitaux de Paris,
Lauréat (médaille de bronze) de l'Assistance publique
et de la Faculté de médecine de Lille (1878).

PARIS

A. DELAHAYE et E. LECROSNIER, EDITEURS

PLACE DE L'ÉCOLE-DE MÉDECINE

1884

CONTRIBUTION A L'ÉTUDE

DES

MANIFESTATIONS PULMONAIRES

CHEZ LES

RHUMATISANTS ET LES ARTHRITIQUES

PAR

Maurice LEBRETON

Docteur en médecine de la Faculté de Paris.
Ancien interne des hôpitaux de Paris,
Lauréat (médaille de bronze) de l'Assistance publique
et de la Faculté de médecine de Lille (1878).

PARIS

A. DELAHAYE et E. LECROSNIER, ÉDITEURS

PLACE DE L'ÉCOLE-DE-MÉDECINE

—

1884

A MON CHER MAITRE LE DOCTEUR PROUST

Internat 1884.

A MES MAITRES DANS LES HÔPITAUX

M. LE DOCTEUR SEVESTRE

Internat 1883.

M. LE DOCTEUR Léon LABBÉ

Internat 1882.

MM. GOUGUENHEIM, LEGRAND DU SAULLE,
TERRILLON.

Internat 1881.

MM. TILLAUX et MOUTARD-MARTIN

A MON PRÉSIDENT DE THÈSE

M. LE PROFESSEUR F. DAMASCHINO

CONTRIBUTION A L'ÉTUDE

DES

MANIFESTATIONS PULMONAIRES

CHEZ LES RHUMATISANTS ET LES ARTHRITIQUES

AVANT-PROPOS.

Pendant l'année d'internat que nous avons passée en 1883 dans le service de notre cher maître, M. le docteur Sevestre, il nous a été donné d'observer plusieurs cas de lésions pulmonaires survenant en dehors de toute manifestation rhumatismale actuelle, mais chez des individus arthritiques avérés, ou ayant eu jadis des attaques de rhumatisme externe. Ces accidents pulmonaires étaient, ou n'étaient pas suivis de localisations articulaires, mais ils nous ont semblé affecter dans leur évolution une marche spéciale qui ne pouvait tenir qu'au terrain sur lequel ils s'étaient développés et permettait de les classer et de les rapprocher les uns des autres.

Il nous a paru intéressant de rechercher si les auteurs avaient signalé de nombreux cas de ce genre de manifestations pulmonaires et s'ils leur avaient assigné des caractères spéciaux. Nous en avons trouvé plusieurs mais qui avaient été étudiés dans des buts différents. Nous avons voulu dans ce court travail les réunir en y joignant nos propres observations et les grouper, autant qu'il est possible de le faire, sous des rubriques différentes suivant leur marche et leur symptôme dominant.

Ce que nous venons de dire a dû faire voir que nous avions à dessein laissé de côté toute une classe d'affections pulmonaires qui se rapproche cependant de notre sujet, nous voulons parler des complications pulmonaires survenant *dans le cours* d'une attaque de rhumatisme. Ces faits sont trop connus, trop entrés dans le domaine classique pour que nous les étudiions dans cette thèse ; nous nous sommes borné aux manifestations *primitives* ou *isolées* de la diathèse sur le poumon et c'est au point de vue du diagnostic surtout que nous nous sommes placé.

En terminant ce court avant-propos, nous sommes heureux que l'usage établi nous permette de remercier comme nons le devons nos maîtres dans les hôpitaux, qui, soit pendant notre internat, soit pendant notre externat, n'ont cessé de nous témoigner une bienveillance qui ne s'est jamais démentie.

Que nos chers maîtres, MM. Proust, Labbé, Gouguenheim, Legrand du Saulle, Terrillon, nous permettent de leur adresser ici nos remerciements les plus sincères pour la bonté qu'ils nous ont toujours montrée pendant notre internat ainsi que nos maîtres du début, MM. Moutard-Martin et Tillaux, que M. Sevestre, en particulier, chez qui nous avons puisé l'idée de ce travail et qui nous y a encouragé, croie à notre reconnaissance, qu'il nous permette d'y associer M. le docteur Huchard qui a bien voulu nous donner des conseils et nous confier des observations sans lesquelles une partie de ce travail nous eût été rendue fort malaisée.

Que M. le professeur Damaschino enfin, qui a bien voulu accepter la présidence de cette thèse en souvenir de l'amitié qu'il avait vouée à un membre bien cher de notre famille, veuille bien recevoir ici l'expression de notre vive gratitude.

DIVISION.

Si nous voulions classer les manifestations pulmonaires qui surviennent chez les rhumatisants et les arthritiques suivant leur marche, il faudrait les diviser en forme aiguë et chronique. Mais cette division ne serait pas claire : il est plus rationnel à notre avis de les grouper suivant leur symptôme dominant et de créer ainsi des types plus faciles à décrire.

Le rhumatisme du poumon (que nous n'étudions, nous le répétons, que lorsqu'il est primitif ou isolé) nous a semblée présenter deux types bien distincts : le type pneumonique et le type œdémateux.

Chez les arthritiques au contraire les localisations sur le tissu pulmonaire sont des congestions. Les unes, suraiguës, sont caractérisées par des hémoptysies souvent abondantes, les autres, moins graves, ont des paroxysmes et des rémissions, les troisièmes enfin, légères mais persistantes, ont besoin d'être recherchées et constituent la forme latente.

CHAPITRE PREMIER.

Rhumatisme du Poumon.

HISTORIQUE.

Loin de nous est l'idée de faire l'historique com-
plet des localisations pulmonaires dans le rhumatisme ; nous ne voulons en retenir que ce qui peut
se rapporter spécialement à notre sujet. Si en effet
les complications viscérales du rhumatisme sont connues depuis longtemps et ont précédé même la découverte de l'auscultation, il n'en est pas de même
des localisations survenant en dehors de ce que
M. Bouchard a appelé à juste titre la polyarthrite
fébrile. Van Swieten, dans ses commentaires de
l'Aphorisme 1493 de Boerhave, en 1741, parle bien
des localisations abarticulaires du rhumatisme.
Stork (1), Stoll (2), Musgrave (3), Chomel (4), décrivent bien les localisations pulmonaires du rhu-

(1) Stork. Anni med. secundi, 1759.
(2) Stoll. Ratio medendi.
(3) Musgrave. De arthritide anomala sive interna.
(4) Chomel. Th. Paris. 1813.

matisme, mais tous, soit qu'ils admettent la méta-
stase, soit qu'ils la rejettent, n'étudient ces cas que
comme une complication de l'attaque rhumatismale.
Il en est de même des auteurs plus récents qui ont
fait du rhumatisme une étude approfondie, Bouillaud (1), Trousseau (2), Pidoux, Monneret, Lasègue. Quelques-uns de ces auteurs signalent bien en
passant que le rhumatisme peut débuter par les vis-
cères, mais c'est toujours dans le cas d'attaque de
rhumatisme franc, et aucun d'eux ne rapporte d'observation d'accidents pulmonaires indépendants.

Si nous prenons les auteurs classiques, même les
plus récents, nous y trouverons le même silence sur
le sujet qui nous occupe. Tous, aussi bien les auteurs
qui décrivent les maladies des adultes que ceux qui
ont fait des traités spéciaux des maladies de l'enfance,
se bornent à signaler les complications pulmonaires
ou pleurales, les premiers chez les rhumatissants
seuls, les seconds chez les rhumatissants et les cho-
réiques (Cadet de Gassicourt), mais sans y insister
davantage.

Nous sommes plus heureux avec les auteurs qui
se sont spécialement occupés, soit du rhumatisme,
soit des maladies pulmonaires. Dans sa thèse d'agrégation en 1860, M. le professeur Vulpian (3) fait une
classe à part des pneumonies développées comme

(1) Bouillaud. Traité du rhumatisme, 1840.
(2) Trousseau. Clin. méd.
(3) Th. Vulpian, Agrég., 1860, Des pneumonies second,

manifestation du rhumatisme sans que la phleg-
masie pulmonaire ait été précédée par une affection
aiguë des jointures ; mais pour faire dire, ajoute-t-il,
qu'il s'agit là de pneumonie rhumatismale, il faut
qu'il y ait eu d'autres accidents rhumatismaux au-
paravant. M. Houdé (1), dans une thèse fort bien
faite d'ailleurs, mais qui ne porte que sur les congestions rapides du poumon, ne fait que signaler la
possibilité d'une première manifestation rhumatismale sur le poumon. M. Fernet (2) dans ses complications pulmonaires nous donne des renseignements
précieux sur l'anatomie pathologique de ces complications, mais ne donne pas de détail sur l'époque de
leur apparition. M. le professeur Ball (3), dans sa
thèse d'agrégation, donne une excellente étude des
accidents pulmonaires, chez les rhumatisants ; nous
le voyons émettre cette idée, que nous avons retrou-
vée d'ailleurs dans presque toutes les thèse publiées
sur le sujet, que ces localisations pulmonaires sont
surtout fréquentes chez les gens atteints primitive-
ment de lésions cardiaques. Il signale l'apparition
possible de la pneumonie rhumatismale avant l'attaque du rhumatisme et cite même à ce propos une
observation d'Herzog (4) que nous signalons ici parce
que nous n'avons pu nous la procurer. Pour M. Bes-

(1) Houdé. Th. Paris, 1861.
(2) Fernet. Th. Paris, 1865.
(3) Ball. Th. agrég., 1866.
(4) Herzog. In Canstatt's Jahresbericht, 1857.

nier (1), les affections des voies respiratoires tantôt sont secondaires, tantôt constituent la première localisation morbide, généralement légère et de peu de durée; il insiste, ainsi que le professeur Ball, sur leur relation avec les cardiopathies. Cette dernière opinion est érigée en règle par M. Cadet de Gassicourt (2). Mais il est une phrase de l'article de M. Besnier qui se rapporte tout à fait aux manifestations pulmonaires que nous étudions et que nous devons retenir, c'est celle-ci :

« On peut voir aussi manifestement des pneumonies congestives ne différant pas nettement de la pneumonie franche et dont la nature rhumatismale peut être déduite de la rapidité de l'évolution ; mais il est évident que la réalité de la nature rhumatismale ne peut être démontrée que dans des cas d'alternance, de coïncidence ou de succession avec d'autres manifestations, définies et incontestables. *Toutefois la récidive répétée de ces pneumonies chez un sujet à hérédité arthritique rend leur nature extrêmement vraisemblable alors même qu'il n'y a pas eu d'autre détermination positive.* »

M. Bernheim, en 1877, a publié dans ses leçons cliniques une étude remarquable et bien intéressante sur les congestions pulmonaires rhumatismales ; nous y avons puisé des renseignements pré-

(1) Besnier. Art. Rhumat., Dict. Dechambre.
(2) Cadet de Gassicourt. Malad. des enfants, 1882.
(3) Bernheim. Clin. méd., Nancy, 1877.

cieux et une observation qui rentre absolument dans le cadre que nous nous sommes tracé. Ces idées avaient déjà été exposées du reste par un élève de ce maître, M. Moreau (1) ; toutefois, nous ne trou‧vons pas là encore d'accidents pulmonaires survenant en dehors de toute attaque de rhumatisme.

Quant aux thèses publiées sur le sujet, elles sont nombreuses, mais nous ont fourni peu de renseignements, car ici, comme dans les monographies précédentes, il s'agit toujours des complications survenant pendant une attaque de rhumatisme.

Nous avons déjà mentionné la thèse de Chomel en 1813, nous pourrions en signaler nombre d'autres. La plupart ne nous ont pas fourni de documents. Nous devons cependant faire une exception pour la thèse de Nicot (2), soutenue en 1829, qui nous a donné une observation résumée, et pour un excellent travail de Margery (3) en 1882. Une de ses conclusions développées dans le cours de la thèse est également une des nôtres, à savoir que le rhumatisme pulmonaire d'emblée est moins rare qu'on ne le croit généralement.

Des statistiques publiées à l'étranger, les plus importantes sont celles de Wunderlich (4), en Allemagne qui porte sur 108 cas de rhumatisme,

(1) Moreau. Th. Nancy, 1876.
(2) Nicot. Th. 1829, Paris.
(3) Margery. Th. 1882, Paris.
(4) Wunderlich. Pathologie und therapie.

d'Ormerod et Taylor (1), de Latham (2) (136 cas, 24 localisations pulmonaires) et de Fuller (3) (246 cas de rhumatisme, 41 localisations pulmonaires). Mais nous devons une mention particulière à Fuller, qui donne en quelques lignes accompagnées d'obser- vations une idée résumée du point qui nous occupe. Ce passage rentre tellement dans notre sujet que nous demandons la permission de le reproduire en entier, tout en nous excusant de l'imperfection de notre traduction :

« Des cas se rencontrent assez fréquemment dans lesquels il n'y a pas de rhumatisme externe et dans lesquels cependant toute la suite des symptômes permet de rapporter sans doute aucun la maladie au poison rhumatismal. De même que l'affection cardiaque peut être la première et parfois la seule manifestation du rhumatisme, de même je suis per- suadé, que la bronchite, la pleurésie, la pneumonie peuvent le faire. Dans ce cas on trouve une langue rouge et écailleuse, des sueurs acides profuses, l'odeur empyreumatique du rhumatisme, et ces symptômes sont parfois si frappants, que dans deux cas il m'ont fait prédire d'avance une attaque de rhumatisme prochaine.

« Bien que l'influence soit rarement aussi mar- quée que dans ces cas, je suis convaincu par l'effi-

---

(1) Ormerod. Med. chir. Trans., vol. XXXVI.
(2) Latham. Clinical medicine, t. 1.
(3) Fuller. On Rhumatism.

cacité du remède institué dans des cas douteux, que l'influence de l'agent rhumatismal sur le poumon est moins rare qu'on ne le suppose généralement, et l'on doit toujours y penser.

« Aussi faut-il songer, en même temps qu'au traitement local, à expulser de l'économie le poison rhumatismal qui est la source et la cause de la persistance de la maladie. Les alcalins à haute dose avec l'opium et les diurétiques sont très utiles dans ces cas, comme dans les cas de rhumatisme articulaire et une purgation énergique avec les sels neutres sera aussi indiquée. On ne négligera pas les moyens locaux et on y ajoutera l'antimoine et le calomel pour aider au traitement.

« Toutefois il ne faut pas perdre de vue que les malades sont déprimés par leur longue maladie autant que par les sueurs profuses qui l'accompagnent et qu'un traitement dépressif pourrait faire naître au lieu d'une maladie à tendance séro-exsudative une inflammation à tendance suppurative. »

Nous n'oserions pas nous l'avouons, nous avancer aussi loin que l'auteur anglais qui à deux reprises différentes, dans le passage précité et dans une observation que nous relatons plus loin, croit possible de distinguer la pneumonie rhumatismale à l'odeur du malade; mais nous sommes comme lui convaincu que le rhumatisme pulmonaire est moins rare qu'on ne le croit communément. Nous croyons qu'il peut être la première manifestation soit d'une attaque rhumatismale, soit même de la diathèse

rhumatismale chez un individu en possession de
cette diathèse, et nous allons tâcher d'exposer sans
prétention la façon dont s'est comportée la maladie
dans les quelques observations qui nous sont per-
sonnelles et dans celles que nous avons pu retrouver
dans les auteurs.

FRÉQUENCE, ÉTIOLOGIE.

Nous avons déjà dit que le rhumatisme pulmonaire est fréquent, plus fréquent qu'on ne le croit
habituellement, bien que déjà plusieurs auteurs se
soient élevés contre l'idée que l'on se faisait de sa
rareté. Ces auteurs l'ont placé et à juste titre immé-
diatement après le rhumatisme cardiaque. Si nous
reprenons nos statistiques nous voyons que sur un
total de 482 rhumatisants, nombre de malades observés par Fuller, Latham, Wunderlich, il y a eu
44 pneumonies et nombre d'autres complications pulmonaires (bronchites ou pleurésies).

Cela ferait 1 pneumonie rhumatismale sur 10
rhumatisants.

Mais si le rhumatisme pulmonaire survenant
dans le cours d'une attaque régulière est fréquent,
il n'en est plus de même de celui qui survient soit
en dehors de toute attaque, soit comme phénomène
prémonitoire de manifestations articulaires plus ou
moins généralisées. Nous ne pouvons là-dessus
recourir aux auteurs que nous venons de signaler,

car ils ne disent pas quand ni de quelle façon se
sont produites les complications pulmonaires. Nous
n'osons d'autre part, rapporter le peu que nous
avons vu, mais nous croyons devoir dire, que depuis
le commencement de cette année 1884, dans le service
de notre cher maître M. Proust, nous avons con-
stamment recherché chez les arthritiques et les
rhumatisants qui se sont présentés, soit à la consultation soit dans le service (ceux-ci au nombre de
50 environ), les manifestations pulmonaires primitives et que nous n'en avons trouvé qu'un seul cas
et encore trop douteux pour que nous ayons osé le
relater. Enfin, ni nos maîtres dans les hôpitaux, ni
nos collègues, qui avaient bien voulu en rechercher
cette année, n'ont trouvé un fait à rapprocher des
quelques cas que nous avons pu rassembler.

Nous n'avons pas l'intention de répéter à propos
de la *cause* des rhumatismes pulmonaires tout ce qui
a été dit sur l'étiologie du rhumatisme, nous ne
voulons même pas insister sur la théorie de la mé-
tastase qui serait pourtant bien séduisante avec les
phénomènes si fugaces et si faciles à remplacer par
des manifestations articulaires. Nous voulons seulement parler d'un point particulier qui touche de
trop près à notre question pour que nous le laissions
dans l'ombre. Nous voulons parler de l'influence
d'une lésion cardiaque primitive sur la production
d'une localisation rhumatismale sur le poumon. A
côté des auteurs et des plus éminents qui se con-
tentent de rester dans le doute et de se demander :

« S'il peut exister chez des rhumatisants constitu-
tionnels atteints seulement de manifestations abarticulaires, en dehors des lésions cardiaques, une
congestion pulmonaire aiguë ou subaiguë, quelque
chose d'analogue à la goutte remontée » (1), ou qui
comme le professeur Ball (2), disent qu'elle se produit de préférence chez les gens atteints de maladie
du cœur, à côté de ces auteurs, disons-nous, il en
est d'autres qui sont plus affirmatifs encore et dé-
clarent que les manifestations pulmonaires sont
toujours liées à une maladie du cœur (3). Nous
croyons cette dernière opinion trop absolue. Certes
nous ne voudrions pas refuser au cœur malade une
certaine influence sur la production des congestions
pulmonaires rhumatismales par la gêne circulatoire
qu'il entraîne avec lui, mais nous croyons qu'il
peut exister des cas, et nous avons choisi nos observations parmi celles qui remplissent cette con-
dition, où le cœur est parfaitement indemne. Nous
dirons plus : nous croyons qu'il est impossible de
rapporter à une lésion cardiaque soit un rhumatisme
pulmonaire à forme pneumonique avec son souffle
tubaire et sa mobilité extrême, soit une congestion
pulmonaire absolument unilatérale comme il s'en
rencontre souvent.

Sans donc refuser toute influence au cœur primi-
tivement atteint, nous croyons que cette influence

(1) Besnier. Loc. cit.
(2) Ball. Loc. cit.
(3) Cadet de Gassicourt. Loc. cit.

a été exagérée et que de plus il est hors de doute
que le rhumatisme pulmonaire puisse se rencontrer
en dehors de toute lésion de l'appareil circulatoire.

A. *Forme pneumonique.*

C'est à dessein que nous ne nous servons pas ici
du mot de pneumonie rhumatismale employé cependant par beaucoup d'auteurs. Nous verrons, quand
nous nous occuperons de l'anatomie pathologique,
que si les symptômes de cette forme sont ceux d'une
pneumonie aiguë franche, les lésions trouvées à
l'autopsie en ont toujours différé.

Cette forme de rhumatisme pulmonaire est de
beaucoup la mieux connue, et cela pour deux rai-
sons, la première c'est que les manifestations sont
plus éclatantes que celles de la deuxième forme,
que ses symptômes locaux sont plus prononcés, que
les signes perçus par le médecin sont plus facilement
rapportés par lui à une lésion qu'il connaît depuis
longtemps, la seconde c'est qu'elle est la plus fréquente et que c'est elle que l'on rencontre ordinairement soit dans le cours, soit comme premier phénomène d'une attaque de rhumatisme vrai.

Les limites que nous nous sommes assignées dans
ce travail nous forcent de nous éloigner en ce qui
regarde les symptômes de cette forme, de ceux
décrits par les auteurs. Ceux-ci se sont toujours
occupés de la « pneumonie rhumatismale » en tant

que complication, que phénomène secondaire dans le cours de la polyarthrite fébrile. Aussi pour eux le début est-il insidieux, latent. La fièvre ne viendra pas le révéler, elle existe déjà : les frissons, les points de côté sont rapportés à l'affection rhumatismale préexistante, et il faudra l'apparition de symptômes stéthoscopiques nets et la vue des crachats rouillés pour qu'ils affirment l'existence de la complication pulmonaire.

Pour nous, au contraire, qui ne nous occupons que de la forme pneumonique d'emblée, la difficulté va être toute différente. Les auteurs méconnaissaient la pneumonie à cause du rhumatisme ; nous allons pouvoir méconnaître le rhumatisme à cause de la pneumonie, et croire que nous avons affaire à un pneumonique fibrineux vrai, alors que nous sommes en présence d'un rhumatissant qui commence d'une façon anormale à parcourir le cycle de ses manifestations diathésiques.

On comprend facilement l'importance du diagnostic différentiel dans les deux cas au point de vue du traitement et au point de vue du pronostic. La chose est trop évidente pour que nous y insistions longtemps ; voyons si quelque signe pourra nous permettre de l'établir d'une façon précise.

Dans les quelques cas qu'il nous a été donné d'observer, le *facies* du malade avait un caractère tout particulier. On sait combien dans la pneumonie aiguë franche la physionomie est frappante. Les pommettes rouges, la face vultueuse, les yeux brillants ont un cachet si spécial que le « facies pneumonique » est devenu un terme classique. Or, ce type caractéristique nous a semblé manquer dans les observations que nous avons pu recueillir.

La face était au contraire pâle, couverte de sueur, d'aspect plutôt rhumatismal, le corps entier, et c'est là un signe important, était toujours baigné dans des sueurs acides profuses, ce qui est rare dans la pneumonie vraie. Nous ne voulons pas insister sur l'odeur « empyreumatique » du rhumatisme que Fuller prétend avoir toujours remarquée et qui, dit-il, lui a permis de faire souvent le diagnostic prématuré de l'affection ; nous croyons que l'abondance de la sueur suffit pour expliquer cette odeur spéciale que l'auteur anglais regarde comme caractéristique et que nous avons cru également remarquer.

Les *signes stéthoscopiques* ne sont pas sans présenter quelque chose de particulier. Leurs caractères les plus importants sont la fugacité et la mobilité : siégeant aujourd'hui au sommet du poumon, ils peuvent avoir disparu demain si on les recherche au point ou on les entendait hier. Ausculte-t-on au contraire le poumon opposé, on y trouvera le souffle que l'on entendait lave ille dans un point tout différent. Ils peuvent même avoir disparu complètement, laissant libres de toutes lésions les organes respiratoires. Ces deux caractères de mobilité et de fugacité ne sont cependant pas constants. On peut voir la manifestation pulmonaire évoluer presque entièrement et présenter alors une entière analogie avec la pneumonie aiguë. Ce n'est que vers le cinquième ou le sixième jour, alors que l'on croit tout terminé, que l'on voit survenir une attaque de rhumatisme.

Parfois la lésion pulmonaire est la seule détermination actuelle de la diathèse, et une fois qu'elle à disparu l'attaque rhumatismale est finie pour cette fois.

Comme on le voit c'est sur des points de détail que l'on peut fonder le diagnostic et sa base serait bien peu solide si l'on n'était considérablement aidé pour l'établir par les anamnestiques.

Nous avons vu que M. Besnier lui-même déclare « que la répétition de ces manifestations pulmonaires chez un sujet à hérédité arthritique rend leur nature rhumatismale extrêmement vraisemblable, alors même qu'il n'y aurait pas d'autre détermination positive ». Nous ne pouvons que nous ranger à l'avis de ce maître en nous appuyant sur son autorité. Mais nous croyons que la répétition même de ces poussées pulmonaires n'est pas nécessaire et que la nature de la manifestation actuelle peut être présumée.

Si l'individu atteint est un homme dans la force de l'âge, coloré, hémorrhoïdaire ou dyspeptique, sujet à des démangeaisons nocturnes et aux bouffées de chaleur à la face. Si cet homme a eu déjà des attaques de rhumatisme articulaire aiguë, ou présente des lésions d'arthrites chroniques ; si sur-

tout il a eu jadis, soit des hémoptysies n'ayant pas
laissé de traces, soit des symptômes de ces congestions chroniques que nous examinerons tout à
l'heure, la nature de la pneumonie peut être présumée. Il est bien probable qu'il s'agit là d'une manifestation rhumatismale et l'on devra toujours instituer un traitement dans ce sens.

Ce que nous venons de dire des symptômes de
cette forme nous permet d'être bref sur le *pronostic*.
La lésion pulmonaire, en raison même [des caractères que nous lui avons assignés, la fugacité et la
mobilité, n'entraîne la mort que si elle est très étendue d'emblée et n'a par conséquent qu'une gravité
relative. Il n'en est plus de même si nous la consi-
dérons comme une manifestation locale du rhumatisme. Celui-ci avec toutes ses conséquences, soit
articulaires, soit cardiaques, succédera souvent à
cette forme pneumonique et le pronostic sera subor-
donné aux blessures qu'il laissera après son attaque.

Enfin, n'oublions pas que les retours de ces pneumonies sont fréquents, et que telle atteinte qui est
restée bénigne peut être suivie de récidives funestes.

Quant au *diagnostic* de cette forme, il consiste
tout entier dans la distinction à établir entre la manifestation pulmonaire du rhumatisme et les pneumonies fibrineuses, et se basera sur tout ce que nous
venons de dire ; il est toutefois un élément de diagnostic qui pourra être précieux et que nous devons

signaler ; nous voulons parler de l'examen histolo-
gique des crachats.

On sait que l'année dernière Friedlander a étudié
dans les crachats des pneumoniques des microcoques réunis ordinairemeut par couples et entourés
d'une capsule, microcoques qui ont été également
signalés dans le sang. Si la découverte, encore bien
récente, de ces éléments microscopiques se confir-
mait, il serait intéressant de rechercher (ce que nous
n'avons pu faire) si on les retrouverait chez les rhumatisants à type pneumonique. On comprend en
effet l'importance d'une constatation de cette sorte
pour le diagnostic de la nature de l'affection et par
suite pour le traitement à instituer.

Anatomie pathologique. — Nous avons dit que
nous expliquerions, en nous occupant de l'anatomie
pathologique de cette forme, pourquoi le mot de
pneunomie rhumatismale nous semblait manquer
de justesse. C'est qu'en effet si l'on consulte les auteurs classiques ou bien ceux qui n'ont écrit que
des monographies sur le sujet qui nous occupe, on
est frappé du désaccord qui existe entre eux. Les
premiers emploient toujours ce teme de « pneumonie rhumatismale », à tel point que l'on finit par
croire qu'il s'agit là d'une pneumonie fibrineuse
vraie. Les seconds semblent avoir été forcés eux
aussi d'employer cette expression, mais si l'on re-
monte jusqu'à leurs constatations nécroscopiques
on voit qu'ils s'éloignent alors de cette vue théo-

rique basée bien plutôt sur l'examen des signes physiques que sur les résultats anatomiques.

Partout, en effet, nous remarquons que l'on a rencontré à l'autopsie de la congestion plus ou moins intense, formant une masse plus ou moins étendue, ou des noyaux analogues à ceux de la broncho pneumonie, mais jamais la pneumonie véritable.

Castelnau, en 1843, dans une autopsie de rhumatisme pulmonaire constate que partout « les poumons, quoique gorgés de sang, laissent pénétrer l'air. Il s'en écoule une sérosité rougeâtre très abondante ».

M. le professeur Vulpian, dans sa thèse d'agrégation en 1860, reste dans le doute. « On ne connaît pas exactement, dit-il, l'anatomie pathologique de ces pneumonies ; dans plusieurs autopsies on a observé une splénisation du poumon ou peut-être un simple collapsus pulmonaire.

M. Bourdon a communiqué le 11 avril 1860, à la Société médicale des hôpitaux, une observation de rhumatisme pulmonaire, et il ajoute qu'au point de vue de l'anatomie pathologique « l'apparence non granuleuse du parenchyme pulmonaire et sa faculté de surnager, unies à une friabilité évidente, permettaient de voir une sorte d'engouement œdémateux d'une nature particulière ».

Pidoux a trouvé plusieurs fois les mêmes lésions anatomiques. Il lui semble que la pneumonie rhumatismale ne peut pas passer complètement à l'hépatisation et qu'elle reste à un état intermédiaire, au premier et au deuxième degré.

Houdé, en 1861, déclare « que l'autopsie n'a pas révélé l'existence de pneumonie en noyau, mais seulement de la congestion pulmonaire très limitée dans un cas et généralisée dans l'autre.

M. le professeur Ball fait deux chapitres, l'un pour les pneumonies rhumatismales, l'autre pour les congestions pulmonaires, et dans le premier il cite comme type une observation prise dans le service de M. Charcot, à l'autopsie de laquelle on trouve le lobe inférieur du poumon gauche un peu engoué, rougeâtre, mais sans hépatisation ».

M. Fernet se prononce nettement pour des congestions séro-sanguines, des hydrophlegmasies du poumon. Enfin, M. Besnier déclare que « ce n'est presque jamais une pneumonié franche, c'est une pleuro-pneumonie, une broncho-pneumonie, une pneumonie lobulaire chez l'enfant ».

On voit que si la prétendue « pneumonie rhumatismale » n'est pas la même pour tous les auteurs, ceux-ci sont néanmains d'accord pour déclarer qu'il ne s'agit pas d'une pneumonie vraie.

Nous n'avons pas eu l'occasion de pratiquer d'autopsie dans des cas où la lésion semblait nettement limitée ; mais la mobilité et la fugacité des symptômes nous semble bien plutôt se rapprocher de celle que l'on observe dans la broncho-pneumonie.

Pourquoi d'ailleurs préjuger quoi que ce soit de la nature de ces accidents : le terme de « rhumatisme

du poumon » ne suffirait-il pas à indiquer et la
diathèse qui leur donne naissance et le lieu sur lequel elle a dirigé son attaque. Il aurait en tous cas
le grand avantage de pouvoir s'appliquer à la fois
et à la forme dont nous venons d'étudier quelques
points et à celle qu'il nous reste à examiner maintenant.

B. — *Forme œdémateuse.*

Tandis que la forme pneumonique dont nous
venons de parler s'observe rarement isolée, le type
œdémateux du rhumatisme pulmonaire, tout en
pouvant être une des complications de la polyarthrite, peut être la seule manifestation de l'attaque
rhumatismale, durer un temps plus ou moins long
et s'éteindre enfin sans qu'aucune manifestation articulaire soit venue l'accompagner ou la remplacer.

L'observation que nous rapportons plus loin nous
semble pouvoir être prise comme un type de cette
forme (obs. II). Celles qui portent les numéros III
et IV, quoique moins complètes que la précédente,
peuvent cependant en être rapprochées. L'histoire
de ces malades et ce que nous avons pu trouver
dans les auteurs nous fait penser que cette forme
peut avoir une gravité très variable suivant l'étendue et l'acuité de la lésion. Elle peut être aiguë ou
subaiguë; elle peut être foudroyante, mais cette
dernière forme ne s'observe guère en dehors d'une

attaque de rhumatisme articulaire et ne touche que de loin à notre sujet.

Chez des rhumatisants ayant eu des attaques de rhumatisme articulaire aigu ou même comme première manifestation de la diathèse rhumatismale on peut voir survenir les accidents suivants :

Un homme habituellement bien portant se sent peu à peu « la respiration gênée », suivant son expression. Il lui semble qu'il a un poids sur la poitrine : cette dyspnée d'abord peu manifeste, ne se révélant que dans les cas d'ascension ou de marche rapide, ne tarde pas à devenir continuelle. En même temps une toux pénible, humide, accompagnée d'expectoration abondante, vient se joindre à ce premier symptôme ; tous deux augmentent d'intensité et de fréquence et viennent enfin forcer le malade à cesser son travail.

Si on l'examine à ce moment, on constate cette dyspnée intense dont nous avons déjà parlé, qui force le malade à se tenir assis dans son lit ; la face est ordinairement pâle, mais humide ; il en est de même du reste du corps et nous retrouvons ici ces sueurs profuses que nous avons signalées dans un précédent chapitre. La toux est fréquente, quinteuse, mais ce qui fatigue surtout le malade, c'est une expectoration extrêmement abondante. Celle-ci est composée de crachats aérés spumeux contenant à peine quelques stries sanglantes. Le malade en remplit deux ou trois crachoirs par jour. A l'auscultation on trouve la poitrine remplie de râles de

bronchite généralisés, souvent comme tassés en certains endroits, se rencontrant ordinairement dans
les deux poumons à la fois, bien qu'avec prédominance d'un côté. A première vue on se croirait en
présence d'un cardiaque, et cependant le cœur est
sain. S'agit-il donc là d'une congestion essentielle ?
Mais non ; si nous interrogeons le malade avec soin,
nous voyons qu'il y a quatre ou cinq ans il a eu une
attaque de rhumatisme plus ou moins aiguë, ou bien
il appartient à une famille de rhumatisants avérés,
il a été choréique dans son enfance ou bien c'est un
homme de 50 ans chauve, ayant des bouffées de
chaleur à la face, migraineux, hémorrhoïdaire, un
arthritique en un mot. On administre du salicylate
de soude et en quelques jours cet orage qui durait
depuis trois semaines, un mois, se calme comme par
enchantement. C'était un rhumatisme pulmonaire
qui peut-être eut duré plusieurs mois ou bien eut été
suivi de polyarthrite, si l'administration du médicament n'était venu empêcher l'évolution du cycle
rhumatismal.

La scène peut un peu changer suivant les individus. Parfois le début est brusque et se rapproche
des congestions foudroyantes, parfois il y a eu quelques douleurs vagues dans les jointures. Mais toujours l'expectoration abondante et les sueurs profuses persistent. Il n'y a pas seulement de la congestion, il y a surtout de l'œdème pulmonaire. On
dirait que de même que la polyarthrite peut être
accompagnée d'épanchements liquides et d'œdèmes

péri-articulaires, de même le rhumatisme pulmonaire s'accompagne d'une fluxion œdémateuse remarquable qui entre pour une grande part dans la production des symptômes dyspnéiques. Parfois, au contraire, les symptômes sont moins marqués, tout se borne à une gêne respiratoire peu intense dont la cause est révélée à l'auscultation par des râles plus disséminés et parfois tassés en petits foyers sur certains points du poumon ; l'expectoration tout en restant très liquide est alors moins abondante, mais la durée est toujours longue et nous sommes loin ici de la mobilité extrême qui, suivant les auteurs, devrait caractériser les manifestations pulmonaires du rhumatisme.

Mais ces œdèmes du poumon peuvent également se rencontrer au milieu d'une attaque de rhumatisme articulaire et ils retrouvent alors ces deux caractères qu'ils avaient perdus lorsqu'ils représentaient à eux seuls toute la manifestation diathésique.

Ceux-là sont bien connus et ont été décrits sous le nom de congestion pulmonaire rhumatismale par tous les auteurs qui se sont occupés des complications du rhumatisme. Le professeur Ball, MM. Fernet, Besnier, Picot et d'Espine (1), MM. Marguery, Vasquez, Leroux (2) ont rapporté des exemples ou fait

(1) Picot et d'Espine. Maladies des enfants.
(2) Leroux. Journal des connaissances médicales, 6 décembre 1883.

des chapitres à part de ces congestions rhumatismales. Mais nous devons une mention particulière
à M. Bernheim. Dans les remarquables leçons cliniques que nous avons déjà signalées, le professeur
de Nancy a bien examiné les différents modes d'apparition de ces fluxions œdémateuses. Il a insisté
également sur ces formes foudroyantes qui empor-
tent le malade en quelques minutes, alors que rien
dans son état général ou dans l'état particulier du
cœur ne pouvait faire prévoir un dénouement aussi
rapide.

L'étude de ces congestions foudroyantes est fort
intéressante : survenant tout à coup, sans signe pré-
curseur dans le cours d'une attaque légère comme
dans le cours d'une attaque grave, elles peuvent
emporter le malade avec une rapidité extrême. Ces
cas sont heureusement rares. M. Bernheim en rapporte cependant plusieurs observations, mais dans
aucune d'elles la congestion n'a été primitive. Il est
cependant permis par induction de croire que ces
œdèmes aigus du poumon peuvent aussi bien que
les formes plus modérées exister en dehors de toute
attaque de rhumatisme ou comme premier stade
d'une attaque qui n'a pas le temps d'évoluer. For-
cément ces manifestations pulmonaires seront mé-
connues, on croira à l'existence d'un catarrhe aigu,
d'une bronchite capillaire, d'une embolie pulmonaire et le *diagnostic* restera souvent incertain.

Ici, en effet, plusieurs maladies se présentent dont
les symptômes pourraient être confondues, soit avec

ceux de la congestion foudroyante, soit avec ceux de la congestion simplement aiguë.

L'*embolie pulmonaire* survient également subitement et souvent sans signe prémonitoire, mais il y a ordinairement en un point quelconque du système veineux périphérique une cause de thrombose (phlébite variqueuse, phlegmatia, etc.); de plus les signes physiques diffèrent du tout au tout. L'embolie pulmonaire donne le type des dyspnées « sine materiâ ». Le besoin d'air est extrême, les inspirations profondes; le gaz pénètre librement dans le poumon et le besoin de respirer persiste. Le murmure vésiculaire est clair et normal. Quelle différence entre ces symptômes et les phénomènes bruyants de l'œdème rhumatismal.

Les formes aiguës de cette affection pourront être confondues avec quelque raison avec la *bronchite fine ou capillaire*. Celle-ci n'est pas très fréquente chez l'adulte, elle a été ordinairement précédée pendant quelques jours de bronchite simple, la fièvre est beaucoup plus vive que dans l'œdème du poumon de nature rhumatismale, il y a souvent concomitance de broncho-pneumonie avec les signes spéciaux. Enfin les antécédents personnels ou héréditaires du malade pourront faire penser à la manifestation abarticulaire du rhumatisme.

La fièvre vive et les antécédents seront encore les guides pour faire reconnaître la *granulie*, mais ici la localisation fréquente aux parties supérieures des organes respiratoires et surtout un examen minutieux des crachats, examen dont nous reparlerons tout à l'heure, permettent d'asseoir solidement le diagnostic.

Quant aux *œdèmes pulmonaires*, sans fièvre, si fréquents dans les affections du cœur ou des reins, on comprend que l'examen du premier, que la recherche de l'albumine dans l'urine soient imposés toutes les fois que l'on se trouve en présence d'un dyspnéique; d'ailleurs ces phénomènes pulmonaires sont rarement isolés, et presque toujours l'œdème des membres inférieurs ou la bouffissure de la face suffiront pour faire deviner la cause des accidents.

Il ne faut pas oublier aussi que l'on a signalé des congestions pulmonaires œdémateuses survenant chez les *alcooliques*. Celles-ci seront presque impossibles à différencier, si nous sommes en présence comme cela arrive souvent dans les hôpitaux d'arthritiques alcooliques; le traitement pourra servir de pierre de touche, mais souvent le diagnostic sera difficile.

Le *pronostic* de cette forme de rhumatisme du poumon est plus grave que celui de la forme pneumonique : l'œdème foudroyant tue presque toujours, la congestion aiguë parfois, quand on en méconnaît la cause ; elle a souvent une ténacité extrême. Il en est de même des formes moins graves, qui finissent par s'implanter sur le rhumatisant et amènent ces troubles cardiaques qui accompagnent toujours la gêne prolongée de la circulation pulmonaire.

Nous ne retrouvons plus ici les différences d'appréciation qui nous frappaient dans la première forme entre les anatomopathologistes et les cliniciens au sujet de la *lésion*, cause de la manifestation que nous venons d'étudier. Il nous semble toutefois que le facteur le plus important de la gêne respiratoire est moins le foyer congestif, quelqu'étendu qu'il soit, que l'œdème qui l'entoure. Parcourez les auteurs et vous verrez que toujours les autopsies rapportent que les poumons sont « congestionnés et très œdémateux ». Il s'en écoule une sérosité plus ou moins roussâtre et l'expectoration est toujours spumeuse, très abondante, et avec très peu de stries sanglantes.

Dans les observations de M. Bernheim, dans plusieurs cas (Obs. IV, p. 501 ; obs. VI, p. 505.), il y a eu un peu d'œdème des bras ou des jambes alternant avec la manifestation pulmonaire : dans une observation même il est survenu une ascite de 2,550 grammes pour laquelle on a dû faire la paracentèse abdominale.

Du reste, le rhumatisme est par lui-même une maladie à œdème, puisqu'en dehors des attaques vraies il peut donner lieu à de l'œdème malléolaire plus ou moins tenace, et que l'infiltration séreuse est de règle autour les articulations atteintes par la polyarthrite. Nous croyons donc justifié le terme de « *forme œdémateuse* » que nous avons employé pour ce mode de localisation pulmonaire, gardant le mot de congestion pour les manifestations que nous devons étudier maintenant et qui appartiennent en propre à la diathèse si justement nommée « diathèse congestive ».

CHAPITRE II.

Manifestations arthritiques

FORME CONGESTIVE.

Nous venons d'étudier certaines formes de symptômes pulmonaires qui constituent à proprement parler une maladie : il y a de la fièvre, parfois quelques douleurs rhumatoïdes, des sueurs profuses, la polyarthrite vient souvent compliquer la scène et remplacer la manifestation respiratoire, c'est en un mot une attaque de rhumatisme.

Les accidents qu'il nous reste à examiner sont de nature toute différente, ils ne sont qu'un épisode dans l'histoire de l'arthritique, épisode souvent bruyant, mais qui n'a pas plus d'importance que les congestions variées qui forment le propre de sa maladie.

C'est qu'en effet l'arthritis est bien la diathèse congestive par excellence et ce nom qui lui a été donné par Cazalis, caractérise bien cette maladie à détermination mobile, qui ne se fixe sur un organe que par des atteintes répétées, dont l'action principale porte sur le système vasculaire et dont le propre est de voyager de côté et d'autre.

Sans vouloir parler des congestions fugaces de la face, ne pouvons nous comparer aux congestions pulmonaires dont nous nous occupons ici celles que l'on observe dans les différents systèmes vasculaires la prédisposition aux hémorrhoïdes dans le système porte, aux dermatoses portant sur le réseau sanguin, telles que l'urticaire, l'acné rosea, l'érythème, du côté de la peau, aux granulations pharyngo-laryngiennes et aux coryzas à répétitions du côté des muqueuses, ces migraines enfin, aussi bien que les congestions cérébrales ou labyrinthiennes qui rendent si fréquent chez les arthritiques le syndrome clinique qui constitue le vertige de Ménière.

On ne s'étonnera plus dès lors qu'une maladie dont le propre est de déterminer des poussées congestives de toutes parts se manifeste du côté du poumon par des flux sanguins d'intensité variable.

De ces congestions les unes sont effrayantes d'aspect, épouvantent le malade par des hémorrhagies souvent abondantes, les autres sont chroniques, latentes, et ont besoin d'être recherchées pour être découvertes, les premières constituent l'hémoptysie arthritique, les deuxièmes n'ont pour signe que ce phénomène léger d'auscultation qui a été désigné sous le nom de « bruit ou froissement arthritique ». D'autres, enfin, présentent des paroxysmes nocturnes qui peuvent les faire désigner sous le nom de « forme rémittente ».

A. *Hémoptysies arthritiques.*

Il n'y a pas bien longtemps encore pour tous les médecins , et aujourd'hui encore pour beaucoup d'entre eux, toute hémoptysie vraie survenant sans fièvre et avec quelques symptômes localisés au sommet des poumons était due à la tuberculose pulmonaire et devait faire porter pour un temps plus ou moins éloigné un pronostic fatal.

Cependant dans ces derniers temps un certain nombre d'auteurs avaient rapporté des observations dans lesquelles l'hémoptysie n'avait paru suivie d'aucun symptôme fâcheux, s'était reproduite à plusieurs reprises sans laisser de trace et n'avait eu, en un mot, aucune influence sur la santé ultérieure du sujet. Graves, Gendrin, Trastour (de Nantes), Dauvergne de Manosque (1), Collin (de Saint-Honoré), Sénac (de Vichy), le professeur Potain (2) ont cité des exemples dans lesquels la tuberculose n'avait été pour rien dans la production des hémoptysies.

Plus récemment M. Huchard (3) dans un remarquable mémoire, présenté au congrès de Rouen, dans sa séance du 16 août 1883, a repris les observations précédentes, y a joint plusieurs histoires complètes de malades suivis pendant plusieurs années, et rapportant à leur cause véritable ces hémor-

(1) Bull. thérap., 1881.
(2) Journ. de méd. et chir. pratiq., 1881.
(3) Union méd., 1883.

rhagies qui se répètent sans influence fâcheuse pour sa santé, a montré que la diathèse congestive de Cazalis pouvait aussi bien que la tuberculose donner lieu à des hémoptysies abondantes et répétées.

Il nous a semblé que ces congestions, ces formes particulières de manifestations pulmonaires chez les arthritiques devaient être rapprochés de celles que nous venons d'étudier, sous le nom de rhumatisme du poumon, et que nous étions autorisé, sinon à refaire complètement l'exposé des idées de M. Huchard, du moins à les indiquer sommairement en voyant en quoi diffèrent les symptômes observés de ceux que nous avons étudiés dans les précédents chapitres.

Ici le début est presque toujours brusque : dans presque toutes les observations du travail que nous citions tout à l'heure, c'est après un refroidissement, l'ingestion d'eau glacée, etc., que survient le premier accident, ordinairement pendant la nuit.

Le malade est pris brusquement d'une hémorrhagie souvent fort abondante, qui se répète parfois pendant plusieurs jours et s'accompagne de tous les accidents qui constituent le cortège obligé de toute hémoptysie, sueurs froides, anxiété, dyspnée, perturbation morale, d'autant plus intense que le malade se croit d'ores et déjà poitrinaire ; pendant plusieurs jours, parfois une quinzaine, l'auscultation montre un foyer de râles crépitants, soit en un point soit en l'autre du poumon. Le médecin appelé croit

à la tuberculose pulmonaire, d'autant que le malade
est souvent jeune (20 ans, 24 ans, 30 ans dans trois
observations de M. Huchard).

Cependant ces hémoptysies se reproduisent souvent périodiquement et sans qu'il reste rien de per-
ceptible à l'auscultation pendant les intervalles des
poussées congestives. L'on s'étonne, puis on s'aper-
çoit que le malade appartient à une famille de rhumatisants et d'arthritiques, qu'il porte les stigmates
de la diathèse, qu'il en a lui-même présenté des
manifestations, et on est bien forcé d'avouer qu'il
s'est agi là d'hémorrhagies liées à la diathèse congestive, se manifestant ici par des hémoptysies,
comme elle se manifeste ailleurs par des épistaxis,
des métrorrhagies ou des hémorrhoïdes.

Cette forme, on le voit, à une mise en scène plus
effrayante que la précédente, elle a cependant beaucoup moins de tendance à la fixité : l'hémoptysie
terminée, il reste, comme nous l'avons dit, un foyer
de râles qui disparaît peu à peu, et quinze jours
après tout est rentré dans l'ordre jusqu'à la prochaine hémoptysie. Dans notre premier ordre de
faits, au contraire, les symptômes sont durables,
persistants, et par cela même, plus véritablement
inquiétants. Il y a entre ces deux variétés des manifestations diathésiques une différence capitale,
l'une est un rhumatisme véritable, l'autre est un
flux analogue aux épistaxis ou aux métrorrhagies
qui n'acquiert d'importance que par l'organe qui en
est le siège ou par son abondance : toutes deux sont

des manifestations d'une même diathèse (car il nous séduit de considérer l'arthritique comme un rhumatisant faible), mais de gravité bien différente.

Le *diagnostic* on le comprend, va porter presque uniquement sur ce point : l'hémoptysie qui vient d'avoir lieu, est-elle le prélude de la tuberculose pulmonaire, ou bien s'agit-il d'hémoptysie arthritique dont le pronostic est bien autrement favorable ?

Souvent dans les deux cas le sujet est jeune, aussi n'est-ce point sur l'âge du malade qu'on pourra se baser pour établir même une présomption. Ce n'est pas non plus sur l'abondance de l'hémorrhagie, celle-ci est au moins aussi abondante chez l'arthritique que chez le tuberculeux. Mais le plus ordinairement, les deux malades portent les stigmates de leur diathèse. Le tuberculeux, pâle, les pommettes seules rouges, déjà amaigri, raconte ses antécédents personnels ou héréditaires : il a perdu ses forces depuis quelque temps déjà, il est sujet à la diarrhée récidivante, et il a des transpirations nocturnes abondantes limitées à la partie antérieure de la poitrine ; depuis quelques mois il est tourmenté par la toux et par la fièvre aux approches de la nuit ; l'arthritique, au contraire, est généralement un homme d'aspect vigoureux. Ses parents étaient rhumatisants, asthmatiques, calculeux ou avaient eu quelques manifestations arthritiques. Lui-même est atteint de calvitie ou de canitie précoce, il est migraineux ou a été choréique dans son enfance ; par fois c'est un flux normal qui s'est trouvé suppléé comme le flux hémorrhoïdaire par exemple, ou des épistaxis à répétition, par l'hémorrhagie pulmonaire. Il est sujet enfin aux éruptions cutanées spéciales dont nous avons dit un mot tout à l'heure.

Toutefois, dans bien des cas, le diagnostic serait incertain, si depuis peu de temps la découverte de la bacilloscopie n'était venue permettre, sauf dans des cas tout à fait exceptionnels, de préjuger l'origine néoplasique de l'hémorrhagie pulmonaire. Notre collègue et ami Cochez a soutenu l'année dernière sur ce sujet une thèse concluante. Parmi les observations contenues dans son travail, il s'en trouve une se rapportant à une malade de M. Huchard, et que nous reproduisons parmi nos observations (obs. X), parce qu'elle est en même temps un type d'hémoptysies arthritiques se répétant à de nombreuses reprises sans atteindre la santé générale.

Nous savons que l'origine arthritique de certaines hémoptysies est encore aujourd'hui révoquée en doute. M. le professeur G. Sée, en particulier, ne croit pas à leur existence et attribue à des tuberculoses à marche lente ou même guérissant plus tard les hémorrhagies pulmonaires rapportées à l'arthritis par les auteurs que nous citions tout à l'heure. Nous sommes tout à fait incompétents pour prendre part au débat ; nous croyons cependant que la constatation fréquente et répétée par des examinateurs consciencieux de l'absence de bacilles ou de microcoques dans le sang rendu par expuition doit faire rejeter l'idée de tuberculose et rechercher une autre cause pour expliquer l'hémoptysie.

Il est encore un signe auquel une certaine valeur diagnostique pourra être accordée, valeur qu'il ne faudrait pas exagérer cependant : c'est la présence d'un excès d'acide urique dans l'urine. L'uricémie, en effet, n'est pas d'une règle absolue chez les arthritiques, comme on l'a pensé. Elle manque souvent, et, chez certains sujets, ne s'observe qu'au moment de véritables décharges par les voies d'élimination. Il ne faudrait donc pas que l'absence d'acide urique en excès fit éloigner l'idée de congestion arthritique ; mais, quand cet excès est constaté, il peut être regardé comme un bon signe diagnostic de l'origine de l'hémoptysie.

Mais les hémoptysies peuvent encore tenir à une lésion cardiaque. Dans ce cas, l'examen du cœur permettrait à lui seul de faire le diagnostic, si les autres signes d'apoplexie pulmonaire et d'asystolie ne venaient aider à l'établir.

On sera peut-être surpris de ne pas nous voir faire le diagnostic des *hémoptysies hystériques*. C'est que nous nous demandons vraiment si ce diagnostic est à faire et s'il n'y a pas, pour ces deux ordres de faits si différents en apparence, une origine commune.

M. Gueneau de Mussy (1), dans ses Cliniques médicales, dit que, « dans sa conviction, l'hystérie,

____

(1) Gueneau de Mussy. Clin. méd., p. 329, t. I.

le nervosisme », sont le plus souvent au moins des rejetons de « la racine arthritique. »

M. Huchard (1) est également de cet avis ; l'hystérie tient à l'arthritisme, et surtout ces hystéries à formes congestives qui s'accompagnent d'hémoptysies.

Nous n'oserions, nous l'avouons, quelque séduisante quelle nous paraisse, défendre de nous-même cette théorie ; mais, en nous abritant derrière l'autorité de ces deux maîtres, nous pouvons tout au moins la soumettre à l'appréciation de nos lecteurs.

Tout ce qui touche au pronostic des hémoptysies arthritiques semble tout d'abord pouvoir se borner au raisonnement suivant : l'hémoptysie n'est pas tuberculeuse, donc le pronostic est favorable. Nous devons cependant faire des réserves ; l'hémoptysie arthritique est souvent fort abondante ; par sa répétition même, elle affaiblit le malade et peut avoir des conséquences funestes. De plus, elle indique une tendance viscérale fâcheuse de la diathèse ; toutefois, comparé à la gravité extrême pour l'avenir des hémoptysies bacillaires, on comprend que le pronostic puisse être regardé comme relativement bénin.

B. *Forme rémittente.*

On se souvient de l'expression pittoresque de Sydenham, qui appelait la goutte « sa visiteuse

(1) Huchard. Communication orale.

nocturne disparaissant avec le chant du coq ». Dans l'arthritisme, cette « goutte sans goutte » de Durand-Fardel, les manifestations pulmonaires affectent parfois le caractère rémittent spécial à cette affection. Ce sont encore ici des congestions pulmonaires, mais à marche tout à fait spéciale. Écoutons plutôt M. Collin de Saint-Honoré qui a bien décrit cette forme :

« En général, voici les symptômes que j'ai remarqués :

« C'est, dans la grande majorité des cas, pendant la nuit que paraît la crise. Après s'être mis au lit avec une santé qui semble ne rien laisser à désirer, le rhumatisant s'endort, mais est bientôt éveillé par un chatouillement à la gorge qui provoque une toux faible d'abord, plus forte ensuite, mais habituellement sèche et on ne peut plus fatigante. Il semble que la poitrine ne pourra pas résister aux efforts ; quelques douleurs vives se font sentir sur le trajet des bronches ou sur les parois thoraciques. C'est à ce moment que l'on remarque souvent des stries sanguinolentes dans les crachats.

« Après un temps plus ou moins long, la toux devient un peu moins sèche, moins fatigante par suite ; une légère moiteur s'empare du malade, puis une abondante expectoration commence en même temps que se fait par les narines un écoulement considérable de sérosité. Les crachats, au début, sont filants, spumeux, semblables à du blanc d'œuf, et ce n'est qu'alors que leur quantité diminue qu'ils deviennent plus épais : c'est, en général, le signal de la rémission. Brisé de fatigue, le rhumatisant peut enfin prendre repos. En général, ces accidents passent sans fièvre bien tranchée.

« Pendant la journée, rien de particulier, si ce n'est un peu de toux, un peu d'expectoration ; souvent même, rien ne rappelle les souffrances de la nuit. L'appétit est parfaitement conservé, et, quand vient le soir, le malade se met au lit avec l'espoir d'une bonne nuit, mais qui n'est pas moins mauvaise que la précédente.

« Les accès peuvent durer pendant plusieurs semaines, comme je viens de le dire, ou disparaître après quelques jours, et leur disparition est habituellement aussi brusque que leur début.

« Le rhumatisant se couche un soir après avoir fait tous ses préparatifs, il a près de lui ses infusions, ses calmants de toutes sortes. A peine est-il au lit qu'il s'endort et ne s'éveille qu'après huit ou dix heures d'un sommeil calme et profond. Entre cette crise et la prochaine, il pourra se passer des semaines et même des mois.

« Il arrive souvent que le rhumatisant peut prévoir un accès pour la nuit. Le temps est devenu brusquement variable, quelques douleurs erratiques ont été ressenties. Quant vient le soir, il survient un peu d'oppression, de la sécheresse à la gorge qui provoque quelques quintes de toux sans expectoration. La parole est difficile et fatigante. Ces accidents diminuent ou semblent cesser si le malade se livre à un certain exercice ou prend quelques aliments, mais l'expérience déjà acquise lui fait prévoir une mauvaise nuit. »

N'est-ce pas là une véritable « goutte du poumon », et ces accidents viscéraux ne sont-il pas tout à fait à rapprocher des crises qui se passent du côté du gros orteil ?

A l'excellente description du médecin de Saint-Honoré, nous n'avons que peu de chose à ajouter. Cette forme est plus fréquente qu'on ne le croit généralement. Le malade est vu dans la matinée par le médecin, qui le trouve dans un moment de rémission, la respiration est tranquille, le poumon libre, et le médecin croit à de l'exagération de la part du patient, et cependant s'il le revoit dans la soirée, il le trouve en proie à une dyspnée souvent très prononcée. Les poumons sont remplis de râles avec ou sans prédominance d'un côté de la poitrine, et cette crise dyspnéique se prolongera jusqu'au matin.

Cette attaque durera parfois plusieurs semaines, parfois pendant des mois, puis un beau jour tout disparaît brusquement ; on a pu voir ces accidents céder sous l'influence d'une attaque de goutte franche et reparaître si celle-ci disparaissait à son tour, soit d'elle-même, soit sous l'influence d'un traitement inopportun.

Il est encore un point intéressant a considérer dans l'histoire de cette forme, ce sont ses retours périodiques. Tel malade est pris régulièrement au mois de juin, tel autre au mois d'août, souvent pendant l'été, et nous nous trouvons forcé de faire un rapprochement entre cette manifestation pulmonaire et celle que l'on a désignée sous le nom de rhino-bronchite spasmodique.

Si par affection grave on entend celle qui se termine ordinairement par la mort, le *pronostic* de la forme rémittente n'est pas grave. Sa disparition brusque et rapide, le peu de trace qu'elle laisse derrière elle, du moins après les premières atteintes, la feraient plutôt ranger parmi les affections bénignes. Mais les retours répétés d'une même inflammation des voies respiratoires finissent toujours, on le sait, par laisser derrière elle un catarrhe chronique avec toutes ces conséquences du côté de l'appareil circulatoire. Il faut donc soigner ces manifestations rémittentes de l'arthritis et nous verrons au chapitre du traitement comment on peut s'en rendre maître.

Il est un *diagnostic* qui s'impose tout d'abord lorsque l'on est appelé près d'un malade en proie à une attaque de dyspnée nocturne, c'est celui de *l'asthme*. Proche parent de la manifestation que nous étudions ici, puisqu'ils ont une origine commune, l'arthritis, celui-ci s'en distingue cependant. L'accès d'asthme a une durée ordinairement plus courte que la forme rémittente des arthritiques ; l'expectoration manque pendant l'accès, et celle qui accompagne la fin de la dyspnée, analogue à du vermicelle cuit, est vraiment caractéristique. Enfin, et surtout le principe nerveux est ici dominant, l'encombrement du poumon n'est pas suffisant pour expliquer le manque d'air, et le sifflement qui accompagne la respiration de l'asthmatique montre bien que l'élément spasmodique à un rôle au moins équivalent à celui de l'élément catarrhal.

Les dypnées cardiaques et albuminuriques n'ont pas les rémissions caractéristiques de cette forme, elles n'ont pas sa soudaineté d'apparition et s'en distinguent par suite facilement.

Il nous reste à faire le diagnostic d'une affection que nous avons signalée tout à l'heure et qui, elle aussi, est bien voisine de la forme rémittente, je veux parler de la *rhino-bronchite* spasmodique où asthme des foins.

On sait que M. Gueneau de Mussy, qui a magistralement décrit cette singulière maladie, en reconnait deux formes. La première est bien à proprement parler la rhino-bronchite spasmodique, et se distingue facilement de l'affection que nous étudions ici par le coryza et la conjonctivite intense qui la caractérise, mais il n'en est pas de même de la seconde et il nous semble que la forme asthmatique de la maladie décrite par M. Gueneau de Mussy n'est en somme que de la congestion rémittente du poumon et que le terme de rhino-bronchite ne peut servir à la caractériser.

Ici, en effet, le coryza et la conjonctivite ne jouent presque aucun rôle. Il semble seulement y avoir une congestion du poumon, une toux pénible avec expectoration qui soulage le malade, expectoration composée de mousse sanglante. Les accidents se reproduisent journellement, et dans plusieurs observations, nous voyons cette congestion pulmonaire intense coïncider avec la suppression des règles (obs. de la femme d'Alexandrie) ou d'un flux hémorrhoïdaire. N'est-ce point là un fait qui militerait en faveur d'une simple congestion rémittente du poumon dans laquelle l'élément nerveux n'a plus grande action ?

Nous ne pouvons qu'indiquer cette opinion que la lecture des observations de M. Guéneau de Mussy nous avait suggérée. Il faudrait pour la soutenir une grande expérience et une étude consciencieuse d'une longue série de malades que nous ne pouvons posséder.

C. — Forme latente.

Dans les deux formes que nous venons d'examiner, les symptômes hémoptysie ou dyspnée paroxystique sont effrayants d'aspect, terrifient le malade et lui font rapidement chercher un soulagement. Les accidents qu'il nous faut maintenant signaler ont un caractère tout opposé, et on pourrait presque désigner cette manifestation pulmonaire de l'arthritis, si légère qu'elle passe ordinairement inaperçue, sous le nom de forme fruste.

Nous avons rapproché les symptômes précédemment étudiés des manifestations articulaires aiguës ou congestives du rhumatisme et de l'arthritis, il faudrait, si nous voulions continuer les rapprochements, comparer ceux-ci aux légers frottements articulaires ou même au dépoli synovial que présentent souvent les malades que nous étudions ici.

Etant donnée la minutie des symptômes qui révèle à l'observateur la congestion fruste de nature arthritique, on comprend qu'elle ait pu passer longtemps inaperçue. On comprend facilement aussi que ce soient les médecins d'eaux minérales, qui voient passer chaque année devant eux un grand nombre de rhumatisants chroniques et de goutteux, qui aient été des premiers à la signaler.

Parmi ceux-ci, notons MM. Collin, de St-Honoré, qui lui a consacré une monographie spéciale, Sénac, de Vichy, et Vidal, d'Aix. MM. Besnier et Huchard en ont aussi observé un certain nombre. Ces auteurs ont constaté le seul symptôme qui caractérise cette manifestation pulmonaire, mais ils ne sont pas tous d'accord sur la cause qui produit ce phénomène d'auscultation.

En 1874, M. Collin lisait à la Société d'hydrologie un mémoire sur la « congestion pulmonaire arthritique » ; en 1879 il modifiait son opinion et présentait à l'Académie de médecine une note sur le froissement pleural d'origine arthritique. Quel était donc le phénomène sonore dont voulait parler le médecin de Saint-Honoré ?

Chez un malade ne présentant que des lésions

articulaires, ou ayant présenté quelqu'un des symptômes pulmonaires que nous avons examinés précédemment, ou même ne présentant aucun trouble fonctionnel et ne se plaignant que d'une douleur vague localisée dans l'épaule ou dans la paroi thoracique correspondante, l'auscultation révèle les symptômes suivants :

« Dans la ligne axillaire, à l'union du tiers supérieur avec les deux tiers inférieurs, on entend un bruit particulier qui ressemble au râle crépitant du premier degré de la pneumonie. Il ne se produit que pendant l'inspiration et a quelquefois besoin pour être entendu d'une inspiration longue et prolongée. On peut constater sa présence soit en même temps des deux côtés de la poitrine, soit alternativement de l'un et de l'autre côté, mais dans la grande majorité des cas, c'est à droite qu'il sera perçu. »

Tel est en quelques mots le résumé de la description que donne M. Collin de ce qu'il appelle le froissement arthritique et qu'il attribue, en 1879 du moins, à un frottement pleural.

En 1881, M. Woillez lut à l'Académie son rapport sur la monographie de M. Collin et fut loin d'être aussi affirmatif que lui sur la cause productrice du bruit arthritique. Il avoue avoir souvent rencontré chez ses malades ce râle crépitant, mais il pense que dans bien des cas, surtout quand il est fugace, il est dû à une congestion.

M. Huchard déclare également avoir observé chez les arthritiques des congestions se manifestant par des râles sous crépitants fins, qui peuvent persister pendant des mois où des années. Il n'est toutefois pas d'accord avec M. Collin sur le siège des râles ou de ces froissements pleuraux : suivant lui un des caractères de ces congestions est de pouvoir se montrer partout : à la base, à la partie moyenne, et même souvent au sommet des poumons.

Nous n'avons nullement l'intention d'émettre une opinion en face de celle de ces observateurs dont la conviction est basée sur un grand nombre de faits. Nous pouvons seulement dire que chez les quelques arthritiques que nous avons rencontrés et qui présentaient le « bruit arthritique » nous eussions conclu en faveur de la congestion. Nous avons présenté cette année à la Société clinique une observation d'un malade intéressant comme exemple de l'hybridité possible du rhumatisme et de la goutte. Chez ce malade qui est resté plusieurs mois dans le service de M. Proust, nous avions bien nettement trouvé dans la ligne axillaire droite, le bruit arthritique décrit par M. Collin. Bien souvent nous avons ausculté ce malade chez lequel le râle crépitant ne s'accompagnait d'aucun trouble respiratoire ni d'aucun phénomène douloureux. Il était d'une finesse extrême analogue à celui qui accompagne le déplissement alvéolaire, mais ne se rencontrait qu'en un seul point. Plusieurs grandes inspirations le faisaient disparaître. Jamais il n'augmentait d'intensité. Il nous semble difficile que des frottements pleuraux disparaissent après une quinte de toux, aient toujours un caractère invariable et ne présentent aucun phénomène douloureux.

Du reste un certain degré de congestion superficielle n'est pas nié par le médecin de St-Honoré, et dans les conclusions il déclare que ce froissement arthritique subsiste souvent comme une trace de congestion. C'est également ce que nous croyons pouvoir adopter comme vrai, à savoir : que chez les arthritiques il existe une forme de congestion pulmonaire fruste, ne se révélant qu'à une auscultation délicate et répétée et qui peut rentrer dès maintenant dans la description du cortège classique de l'arthritis.

TRAITEMENT.

De même que l'ensemble de ce travail, le chapitre du traitement peut être divisé en deux parties : traitement du rhumatisme pulmonaire, traitement des localisations arthritiques sur le poumon.

Si nous nous trouvons en présence d'un malade atteint d'une des deux premières formes que nous avons étudiées, que conviendra-t-il de faire?

Nous avons, au début de ce court exposé, reproduit l'opinion d'un auteur anglais (Fuller) , qui donne aux malades atteints de rhumatisme pulmonaire les alcalins à haute dose, en y joignant cependant le traitement local. Depuis l'époque ou écrivait l'auteur anglais, on a rencontré un médicament qui est devenu véritablement le spécifique du rhumatisme articulaire aigu , nous voulons parler du salicylate de soude. Devons-nous ici employer ce médicament et comment devons nous l'employer ?

Nous ne sommes plus ici en présence du rhuma-- tisme articulaire , c'est-à-dire d'une lésion qui, tout en privant plus ou moins le malade de ses moyens de locomotion, ne met cependant pas sa vie en danger. Les localisations viscérales du rhuma- tisme sont autrement dangereuses que ses atteintes sur les articulations , et , bien loin de redouter celles-ci, nous croyons qu'il faut les respecter et les rappeler même, s'il y a tendance à une localisation pulmonaire du rhumatisme.

Si donc nous voyons un malade chez lequel la pneumonie nous semble devoir être de nature rhu- matismale, nous croyons que la meilleure conduite à tenir est celle qui consiste à tâcher de ramener sur les jointures l'attaque de rhumatisme, c'est-à- dire que, proscrivant, dans ce cas, le salicylate de soude ou les alcalins à haute dose, nous appliquerons sur les jointures de larges cataplasmes sinapisés, tout en favorisant la résolution des accidents pul- monaires par des moyens locaux.

Notre conduite sera différente, si, au contraire, nous nous trouvons en présence d'accidents pulmo- naires œdémateux persistants et menaçant d'en- traîner, par cette persistance même, des troubles circulatoires, plus tard difficiles à modifier. Dans ce cas, nous n'hésiterons pas à recourir au salicylâte, et à traiter le malade comme s'il était atteint de polyarthrite. Une fois les accidents aigus passés, nous le soumettrons volontier à l'usage intermittent des alcalins.

Quant aux manifestations pulmonaires de l'arthritisme, leur traitement est plus controversé. Chacun des médecins d'eaux minérales vante la station à laquelle il s'est attaché et Vichy ou Saint-Honoré seront recommandés par MM. Sénac ou Collin.

Une fois la manifestation aiguë passée (et ce que nous disons là s'applique aussi bien aux formes hémorrhagiques qu'aux formes rémittentes), il nous semble, d'après l'avis général, que les eaux sulfureuses, comme celles de Saint-Honoré ou d'Allevard, seraient indiquées. Ces dernières auraient l'avantage de contenir un médicament sur lequel nous reviendrons dans un instant, l'iode.

Les eaux d'Aix (en Savoie) se rapprochent un peu de cette composition. On a également vanté les eaux arsenicales et en particulier celles de la Bourboule. Celle-ci conviendrait aux formes chroniques du rhumatisme pulmonaire. Il nous semble que les eaux arsenicales faibles, du Mont-Dore, par exemple, seraient moins excitantes pour le système circulatoire.

Il nous reste à parler du traitement immédiat des hémoptysies arthritiques et de celui de la forme rémittente.

Dans le premier cas. on ne doit pas oublier que

les hémoptysies arthritiques sont généralement fort abondantes, et qu'il est urgent de les arrêter. Le traitement ordinaire des hémoptysies (dérivatifs intestinaux, sangsues à l'anus, ventouses sèches, glace), rempliront ce but ; on y joindra le sulfate de quinine à faible dose et surtout l'iodure de sodium ou de potassium.

Ce médicament a donné, entre les mains de M. Huchard, d'excellents résultats ; continué pendant longtemps et à très petites doses (0,15 cent. par jour), il a semblé prévenir le retour des accidents. Cette dose, presque homœopathique, du médicament est nécessaire, car on ne doit pas oublier que l'iodure de potassium à haute dose congestionne la muqueuse respiratoire ; à faible dose, au contraire, il agit comme résolutif sur le système vasculaire, système tout spécialement touché par l'arthritis.

Ces mêmes médicaments (arsenic et iodure de potassium) agiront également très bien dans la forme rémittente des manifestations pulmonaires ; le sulfate de quinine et le valérianate de quinine ont également donné de bons résultats entre les mains de MM. Gueneau de Mussy, Huchard et Collin, de Saint-Honoré. Ces sels réussissent surtout dans les formes qui se rapprochent de la rhinobronchite spasmodique, c'est-à-dire qui reviennent plusieurs années de suite à époque déterminée.

CONCLUSIONS

1° Le rhumatisme pulmonaire peut exister indépendamment d'une attaque de polyarthrite. Il peut précéder cette attaque.

2° Chez les arthritiques, on rencontre également des accidents pulmonaires, sous forme de congestions, se manifestant soit par [des hémoptysies, soit par des attaques de dyspnée intermittente à exacerbation nocturne.

3° Il peut exister des congestions chroniques très limitées, ne se révélant que par un bruit de froissement spécial (bruit arthritique).

4° Il faut respecter les manifestations pulmonaires fugaces et tâcher de rappeler les manifestations articulaires, combattre les manifestations persistantes à l'aide du salicylate de soude, instituer un traitement général, soit par les eaux minérales, soit par des « saisons » d'iodure de potassium pris à petites doses. Employer le sulfate de quinine dans les formes hémorrhagiques et rémittentes, surtout dans celles qui ont des retours périodiques.

OBSERVATIONS.

Obs. I. — *Rhumatisme pulmonaire d'emblée. Rhumatisme articulaire aigu consécutif* (personnelle). — Service de M. Sevestre.

La nommée Pichot (Claudine), âgée de 19 ans, entre au pavillon Lorain, le 22 février 1883.

Cette femme, d'une bonne santé habituelle, vient d'avoir une fièvre typhoïde pour laquelle elle est restée trois mois à l'hôpital de la Charité ; elle en est sortie il y a vingt jours, Quatre jours après son départ, elle fut prise d'un point de côté violent à gauche ; depuis ce moment, elle a été en proie à une oppression persistante. Elle tousse et crache continuellement ; depuis quelques jours elle s'est aperçue que son pied devenait douloureux, tuméfié, et elle a dû depuis ce moment garder le repos.

Etat actuel. Rhumatisme articulaire aigu localisé, surtout dans le pied gauche. Quelques autres jointures sont douloureuses depuis hier.

Poumon. A gauche, état normal. A droite, tout le poumon est rempli de râles fins de congestion pulmonaire de la base au sommet, mais plus abondants à la base ; il y a également dans l'aisselle quelques frottements. A la partie moyenne, souffle assez doux allant en diminuant vers la base et le sommet. Son maximun est au-dessous de l'épine de l'omoplate ; en ce point bronchophonie et submatité très manifeste ; fièvre modérée, 38,5 le matin, 39° le soir (t. r.).

L'oppression est très marquée, l'expectoration spumeuse, abondante, sans coloration.

Au cœur, léger roulement présystolique. Souffle doux à la base et dans les vaisseaux. Albuminurie légère. Après deux jours, pendant lesquels l'état pulmonaire reste le même, malgré les ventouses et la poudre de Dower, M. Sevestre donne à la malade 6 gr. de salicylate de soude. Le médicament est donné le 25 février pour la première fois ; dès le lendemain la malade se sent soulagée, les râles sont moins nombreux, l'albumine disparaît de l'urine le 27, et le 1er mars, quatre jours après, la congestion pulmonaire ne se révèle plus que par quelques râles disséminés dans le poumon droit, le pied gauche est seul encore douloureux.

13 mars. La malade se leva pour la première fois. Le 15, rechute grave de rhumatisme, les membres supérieurs sont seuls pris cette fois, mais avec réaction fébrile intense. Les poumons restent complètement indemnes, l'albumine reparaît dans les urines. Guérison de cette rechute le 24 mars.

5 avril. Troisième rechute de rhumatisme sans manifestation pulmonaire, mais avec réaction analogue à celle de la deuxième attaque. 40° le soir. Le salicylate a encore raison de ces accidents et la malade sort définitivement guérie le 22 avril.

Cette observation nous a paru des plus intéressantes pour la thèse que nous soutenons, à savoir que la première manifestation du rhumatisme peut se fixer sur le poumon. La malade n'avait jamais eu d'attaque de rhumatisme. A la suite d'une fièvre typhoïde qui grâce à la bronchite concomitante avait pu créer un « locus minoris résistentiæ », elle est prise de rhumatisme, et celui-ci reste localisé pendant douze jours au poumon droit. Il nous semble qu'il s'agit bien là d'un rhumatisme pulmonaire d'emblée, dans lequel l'état du cœur ne saurait être incriminé, puisque la lésion était unilatérale.

Obs. II. — *Rhumatisme pulmonaire d'emblée. Disparition rapide des accidents sous l'influence du salicylate* (personnelle). —Service de **M. Sevestre.**

Le nommé Romulus (Pierre), marchand forain, entre à l'hôpital Saint-Antoine, salle Broussais, le 7 avril.

Cet homme, âgé de 45 ans, n'avoue aucun antécédent alcoolique ; il a toujours été vigoureux et bien portant jusqu'au mois de janvier dernier. A ce moment il fut fréquemment exposé au froid et avait dans les membres des douleurs vagues qui cependant ne l'empêchèrent jamais de travailler. Il y a neuf jours, il devint tout à coup plus souffrant, il éprouvait une oppression violente, des accès d'étouffements fréquents, la dyspnée devint bientôt assez intense pour le forcer à entrer à l'hôpital.

A la percussion, la sonorité est diminuée dans les deux poumons sans que l'on trouve toutefois de zone de matité manifeste. A l'auscultation des deux côtés, mais surtout à gauche, véritable bruit de tempête. Râles ronflants et sibilants généralisés, mais surtout pluie de râles fins survenant par bouffées et se répétant chaque fois que le malade fait une inspiration un peu plus forte. L'oppression est extrême ; le malade est assis sur son lit dans l'attitude des cardiaques asystoliques. Il remplit dans la journée deux crachoirs d'un liquide mousseux aéré, dans lequel on trouve quelques rares stries sanglantes. Il n'y a rien au cœur, rien dans les urines. Therm., 38,6.

8 avril matin. Therm., 38,5. Traitement : ventouses sèches et scarifiées ; sulfate de quinine, 1 gr. Eau-de-vie allemande. Soir, même état, 39,5.

Le 9. Même état, 38,7, 39°,9 ; le 10, 38,5, 39,4 ; le 11. 38,5. 39,5 le soir. Les râles crépitants existent toujours de haut en bas, l'oppression est toujours extrême, l'expectoration toujours aussi abondante.

Le 12. M. Sevestre trouvant le malade dans le même état veut bien, à notre demande, lui donner du salicylate de soude, reconnaissant qu'il semble exister chez ce malade une prédisposition rhumatismale. Le soir même la température qui dépassait toujours 39°, tombe à 38,6.

Le 13. Les râles sont bien moins nombreux; la température est de 38,3 le matin; 38,4 le soir. Le malade se sent soulagé ; il demande à manger.

Le 14. T. r. 38° le matin, 38° le soir. La poitrine est presque complètement dégagée. Le malade voudrait se lever.

Le 15. T. r. 37,5 le matin, 37°. A partir de ce moment la température reste stationnaire à 37°. Il n'y a plus de râles dans la poitrine et le malade, après la diminution progressive puis la suppression du salicylate, sort guéri le 25 avril, sans avoir présenté de phénomène articulaire.

Cette observation nous semble être absolument analogue à la précédente, à cette différence près, que les accidents rhumatismaux articulaires qui auraient pu se montrer ont été enrayés dans leur développement par le salicylate. Nous ne croyons pas que la nature rhumatismale des accidents puisse être mise en doute. Le malade n'était pas alcoolique, il n'avait pas de lésion cardiaque et la rapidité même de la disparition des accidents sous l'influence du médicament, serait une preuve suffisante, ce nous semble, de la relation de cette fluxion pulmonaire œdémateuse avec le rhumatisme.

Obs. III. — *Hémoptysies probablement arthritiques. Congestion rhumatismale* (personnelle).—Service de M. Sevestre.

Le nommé Elie (Alexandre), âgé de 42 ans, entre le 16 avril

1883, salle Broussais, lit nº 14 *bis*, dans le service de M. Sevestre.

Cet homme a eu, il y a vingt ans, des *hémoptysies* abondantes et répétées. Il crachait du sang « à pleine bouche »,
dit-il. Ces hémoptysies durèrent deux ans. Il était militaire à
cette époque et fut envoyé quatre fois à Amélie-les-Bains par
les médecins militaires, qui furent témoins de ces accidents.
Depuis ce moment son hygiène a été mauvaise et cependant
il a plutôt engraissé. Il a sept enfants tous bien portants. Au
mois de novembre dernier, pneumonie à gauche. Depuis
quelques mois, douleurs fréquentes, mais fugitives, dans les
bras et les jambes.

Dans la poitrine, râles fins des deux côtés, surtout à gauche,
expectoration abondante, frottements pleuraux, oppression
modérée. Rien au cœur.

Après quelques jours d'attente (ventouses sèches, eau-de-
vie allemande, sans résultat) on donne 6 gr. de salicylate le
19 avril. Le 20, côté droit dégagé. Le 24, le côté gauche ne
présente plus que quelques râles disséminés. Le malade sort
avant la guérison complète.

Obs. IV. (personnelle). — *Arthritis. Congestion pulmonaire
rhumatismale.* — Service de M. Sevestre.

Vermoret (Jean), âgé de 56 ans, entre le 22 avril 1883, à
l'hôpital Saint-Antoine, salle Broussais, nº 6.

Cet homme est un arthritique avéré. Il est depuis longtemps
sujet à des douleurs rhumatoïdes qui l'empêchent de sortir.
Il en a eu il y a quatre mois dans les deux épaules.

Il est habituellement constipé, a eu des hémorrhoïdes et est
sujet à des bouffées répétées de chaleur à la tête. Depuis cinq
ou six jours, il a eu un point de côté peu intense à gauche. A
l'auscultation, râles sous-crépitants fins à la base gauche,
remontant assez haut. Rien à droite.

Respiration soufflante.

Crachats spumeux d'œdème pulmonaire.

Cœur. 1er. T. un peu rugueux à la base.

Le lendemain, expectoration, ventouses sèches.

Le 24. Même état local. Salicylate de soude, 6 gr. Guérison le 28.

Ces deux observations, quoique moins complètes, nous ont paru cependant devoir être jointes aux précedentes. Elles présentent d'ailleurs de l'intérèt en ce que les accidents, étant survenus chez des arthritiques plutôt que chez des rhumatisants vrais, ont été moins intenses : le salicylate a eu cependant ici encore son effet accoutumé.

Le premier des deux faits nous semble devoir être rapproché de ceux signalés par M. le Dr Huchard dans le mémoire qu'il a communiqué au Congrès de Rouen. Il s'agit en effet bien probablement d'hémoptysie arthritique, et l'on doit éloiguer toute idée d'une lésion tuberculeuse qui se serait arrêtée dans son évolution, étant donné qu'il s'agit d'un homme de la classe pauvre soumis à une mauvaise hygiène.

D'ailleurs sa constitution robuste et la présence de ses sept enfants tous bien portants et exempts même des tares scrofuleuses si fréquentes chez leurs semblables suffirait pour faire abandonner l'idée d'une néoplasie pulmonaire.

Obs. V. — *Rhumatisme pulmonaire d'emblée. 1re manifestation : le malade sort. Il entre trois jours après avec une
attaque de rhumatisme articulaire aïgu.* (Fuller, on rhumatism, p. 319.)

Thomas Combes, entré à Saint-George's Hôpital, le 2 février 1856, avec une pneumonie aiguë. Dès le commencement
de sa maladie il est littéralement baigné dans une sueur
acide profuse, émettant l'odeur particulière du rhumatisme
et sa langue est excessivement rouge et écailleuse. Si marqués étaient ces symptômes que je le questionnai de suite sur
l'existence de douleurs rhumatismales, et que je fis ressortir
devant les élèves le caractère particulier de ces symptômes,
comme indiquant la provenance de la maladie et le traitement à suivre. Durant son séjour à l'hôpital il n'eut aucun
rhumatisme externe, mais dans l'espace de trois jours après
sa sortie, il fut atteint d'une attaque de rhumatisme articulaire aigu et fut admis de nouveau dans l'hôpital et confié aux
soins du Dr Bence Jones qui reconnut une attaque rhumatismale bien nette.

Obs. VI. — *Rhumatisme articulaire avec congestion pulmonaire et fièvre précédant de deux jours les arthropathies.*
(M. Bernheim. Clin. médic., obs. VI.)

Weber (Thérèse), 19 ans, domestique. Début des accidents
rhumatismaux, le 24 septembre 1875, par de la fièvre et des
selles diarrhéiques, le cœur n'est pas hypertrophié, il y a
seulement un bruit de souffle à la base au deuxième temps.

Le poumon droit présente une obscurité du murmure vésiculaire sous la clavicule. Respiration rude aux deux sommets
en arrière, légers souffles de la région interscapulaire, submatité à la base droite, son vide, légèrement tympanique à
gauche.

Respiration obscure aux deux bases.

Lebreton.   5

Ces phénomènes persistent avec une attaque de rhumatisme aigu, améliorés à la sortie.

Souffle au cœur d'insuffisance aortique.

Obs. VII.— (Th. Nicot, 1829, n° 96). Service de M. Fouquier, salle Saint-Michel.

Un jeune homme, atteint de pneumonie arrivée au cinquième jour, résistait opiniâtrement aux antiphlogistiques, aux émissions sanguines, éprouve des douleurs rhumatismales aiguës dans les membres inférieurs puis dans les supérieurs.

Le jour même la pneumonie disparaît.

Obs. VIII. — *Rhumatisme pulmonaire précédant le rhumatisme articulaire aigu, puis alternant avec lui.* (Empruntée à la thèse de M. Fernet.)

R... (Nicolas), âgé de 32 ans, n'ayant jamais eu que quelques douleurs vagues et passagères dans les membres, entre à l'hôpital le 26 novembre 1864, dans le service de M. Lorain. Cet homme est malade depuis trois jours. Il présente tous les signes d'une pneumonie occupant le tiers moyen du poumon droit. Matité légère, quelques râles crépitants, pas de souffle, point de côté, toux fréquente avec expectoration visqueuse vert jaunâtre. Le lendemain soulagement, le 30 novembre, sixième jour de la maladie, attaque de rhumatisme articulaire dans les genoux durant cinq jours. Le 5 décembre les douleurs des genoux disparaissent d'elles-mêmes, la pneumonie reparaît. Tout disparaît deux jours après, la poussée s'éteint et la convalescence s'établit. Le 10 décembre le malade quitte l'hôpital.

Obs. IX. — *Rhumatisme pulmonaire survenu à la fin d'une attaque de rhumatisme musculo-articulaire, mort rapide. Autopsie.* (Résumée.) (Castelnau. Arch. Médec., 1843.)

Une jeune fille de 21 ans, entre à l'hôpital Cochin, service de M. Briquet, le 11 avril 1841. Une couche normale trois mois avant. Dans la deuxième quinzaine de mars elle est prise de vives douleurs dans les membres supérieurs et inférieurs. C'est la première attaque de rhumatisme, les douleurs se calment au bout de quelques jours. Il y a trois jours, dyspnée considérable, et hier, un crachement de sang peu abondant.

Le 12 août, pâleur de la peau, facies grippé exprimant l'anxiété. Céphalalgie diffuse, un point de côté a d'abord existé à droite, puis à gauche. Maintenant, douleurs vagues dans le thorax. En avant, sonorité et respiration normale. En arrière, dans la fosse sus-épineuse droite et la gouttière vertébrale souffle bronchique ; ailleurs, état normal. Expectoration peu abondante, visqueuse, colorée en rouge assez vif et mélangée de stries de sang pur. Dyspnée considérable. 52 respirations, 50 pulsations. Pression des membres et de l'abdomen douloureuse.

A trois heures de l'après-midi, dyspnée d'une violence extrême, la face et les mains violacées, les yeux saillants. Elle manque d'air et succombe en 2 minutes.

Autopsie, 19 *heures après la mort. Poumons.* — Ils présentent tous deux dans leur étendue une congestion considérable. Ils sont noirs, peu dépressibles, à peine crépitants et cependant partout pénétrés d'air sauf en certains points très circonscrits au sommet du poumon droit. Ils ne vont pas au fond de l'eau. Les incisions que l'on pratique dans le tissu pulmonaire laissent couler en abondance un fluide rougeâtre. Rien dans les bronches. Rien dans les plèvres. Au cœur communication remarquable du ventricule gauche avec l'oreillette et le ventricule droit, allant de la base d'une des valvules aortiques à une des valves de la tricuspide. L'auteur ne rappelle cette perforation dans ses remarques que pour faire observer qu'il n'est pas possible de lui attribuer les accidents ultimes, d'autant que l'orifice de communication était bouché par un caillot évidemment ancien.

Obs. X. — *Hémoptysies arthritiques. Absence de bacilles.*
(Empruntée à la thèse de Cochez.)

Mme R..., a aujourd'hui 52 ans. Grand-père maternel goutteux, mère rhumatisante, sujette aux névralgies. Il y a vingt ans, la malade a eu un rhumatisme articulaire généralisé qui n'a laissé aucune trace du côté du cœur. Elle a été réglée à 13 ans, et toujours ses règles ont été extrêmement abondantes.

A l'âge de vingt-quatre ans, il y a donc vingt-huit ans, dans la soirée, vers onze heures, elle a eu une première hémoptysie ; elle est vue par Gendrin, Andral et Barth, qui, tous trois, malgré l'absence de phénomènes stéthoscopiques, concluent à l'imminence d'une tuberculose, et établissent un pronostic très grave.

Depuis cette époque elle a eu une trentaine d'hémoptysies dont quelques-unes fort abondantes. En 1830, l'hémoptysie qui est survenue pendant la nuit a une violence extrême. Enfin dernièrement, il y a quelques mois, sous l'influence d'une promenade dans un endroit humide, nouveau et dernier crachement de sang. Souvent ces hémoptysies sont suivies et même précédés de symptômes de congestion pulmonaire, submatité, râles sous-crépitants, respiration soufflante d'emblée, c'est-à-dire sans avoir été précédée de râles crépitants, dans diverses parties de la poitrine, tantôt à droite, tantôt à gauche, le plus souvent à gauche, tantôt à la base, tantôt au sommet.

A trois reprises différentes, nous fîmes, avec le concours de notre collègue et ami Pennel, un examen minutieux des crachats de cette malade (une fois aussitôt après une hémoptysie). Dans aucune de nos préparations, nous ne pûmes découvrir la bacille de Koch ; ce qui vient prouver directement que ces hémoptysies n'étaient pas tuberculeuses.

Obs. XI. — (Due à M. Huchard.)

Le 21 octobre 1884, M. le Dr A. Robin, médecin à Bercy, me fait l'honneur de m'appeler en consultation pour une malade R..., âgée de 40 ans, malade depuis une quinzaine de jours. A cette époque, vers le 5 octobre, mon confrère avait constaté tous les signes d'une pneumonie commençante marquée surtout à la base du poumon gauche (frissons, point de côté, fièvre intense. Pouls 120, t. a. 39°,5. Râles crépitants fins à la base, très localisés au point douloureux). Le lendemain, le point de côté avait disparu sous l'influence d'une application de sangsues, mais les râles crépitants s'entendaient sur une surface beaucoup plus grande. Pas de souffle, pas de crachats caractéristiques.

Trois vésicatoires furent appliqués successivement, une potion de Todd ordonnée, et vers le dixième jour, on constatait une disparition presque complète des phénomènes pulmonaires. Mais alors survint, pour la première fois, une attaque de rhumatisme articulaire qui envahit rapidement les articulations.

Sous l'influence du salicylate à la dose de 6 gr. les douleurs rhumatismales disparaissent rapidement et sont remplacées par les signes d'une congestion pulmonaire droite avec épanchement pleural. (Râles sous-crépitants fins, souffle voilé, égophonie. Matité absolue. Epanchement pleurétique certain s'étendant sur une large surface. Dyspnée intense avec menace de suffocation au moindre mouvement.)

C'est dans cet état que je vis la malade le 21 octobre, et voici ce que je constatai :

Congestion pulmonaire gauche.

Congestion pulmonaire droite avec râles crépitants fins, souffle léger voilé, pleurétique. Pression du phrénique douloureuse. Le diaphragme se contracte mal à droite, il y a certainement de la pleurésie diaphragmatique. La situation est jugée comme très grave en raison des attaques d'orthopnée.

Vésicatoires, ventouses sèches, Todd et extrait de quinquina. Sulfate de quinine et digitale.

Sous l'influence de ce traitement, la dyspnée s'amende rapidement et, après trois semaines, la guérison était à peu près complète ; on ne constatait plus en arrière et aux deux bases que quelques frottements pleuraux et quelques râles souscrépitants.

Obs. XII. — *Congestion rémittente* (M. Huchard).

J'ai vu un malade âgé de 79 ans, goutteux depuis de longues années, et qui a présenté des fluxions qui revenaient presque périodiquement tous les soirs du côté de l'appareil pulmonaire. Ces mouvements fluxionnaires se traduisaient par de la fièvre (39 à 40°), des râles crépitants en grande abondance, tantôt à droite, tantôt à gauche et disparaissaient le matin, au point que le professeur Potain, appelé en consultion, croyait à peine dans la matinée à l'existence de cette congestion, qu'il constata par la suite en venant tous les soirs. Le malade, du reste, finit par succomber.

C'est dans ces cas que le sulfate de quinine à petites doses me réussit bien. D'une façon générale j'ai presque toujours obtenu d'excellents résultats chez les arthritiques, en employant l'iodure de potassium ou mieux de sodium à la dose de 0,10 à 0,20 centigr. par jour.

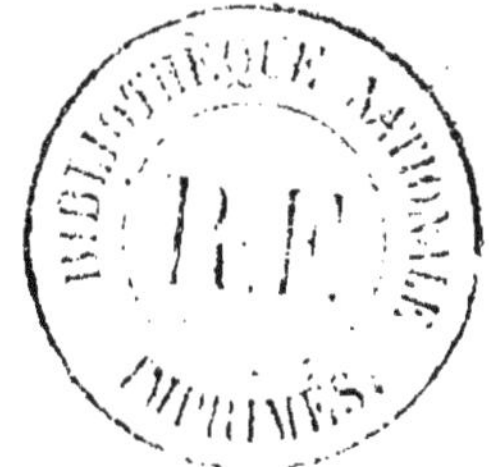

BIBLIOGRAPHIE

Andral. — Cliniq. médic.

Aran. — Gaz. des hôpit., 1860.

Ball. — Th. agrég., 1866.

Barthez. — Malad. goutt., Paris 1819.

Bazin. — Lésions du poumon dans les affect. morbides.

Bernard. — Th., 1873.

Bernheim. — Cliniq. médic. Nancy.

Besnier. — Dict. Dechambre, art. Rhumat.

Bouillaud. — Traité du rhumat., 1840.

Bourdon. — Mémoire Société médic. Union médic., 1860.

Bucquoy. — Leçons in Gaz. des hôpit., 1879-1881.

Cochez. — Th. Paris, 1883.

Cadet de Gassicourt. — Malad. Enf.

Castelnau. — Arch. méd., 1843.

Chapotel. — Th., 1883.

Chomel. — Th., 1813.

Collin. — Cong. pulm. arthritiq. Du froissem. arthritiq.

Fernet. — Th., 1865.

Franck. — Path. int., trad. de Bayle.

Fuller. — On Rheumatism.

Goudard. — Th., 1877.

Garrod. — Traité de la goutte, trad. d'Ollivier, 1867.

Houdé. — Th., 1861.

Huchard. — Congr. méd. de Rouen, in Union méd., 1883.

Latham. — Clin. médic., t. 1.

Lasègue. — Arch. méd., 1873.

Lemoine. — Th., 1869.

Maclagan. — Rhumat.

Margery. — Th., 1882.

Marrotte. — Soc. médic., février, 1851.

Mercier. — Th., 1876.

MEUZIES. — Edimburg medic. Journ., sept. 1877.

MÉZORMEL (de). — Th., 1879.

MOREAU. — Th. Nancy, 1876.

MUSGRAVE. — De Arthritide anomala sive interna.

NICOT. — Th., 1829.

OLLIVE. — France médic., 1882.

ORMEROD. — Medico chirurgic transact.

PETER. — Leç. sur le rhumat.

PICOT. — Les grands processus morb.

PICOT et D'ESPINE. — Malad. des Enf.

PITRAT. — Th. Marseille, 1884.

POTAIN. — Journ. de médec. et chir. prat., 1881.

PUGIBERT. — Recueil de médec. militaire, 1882.

RAYMOND. — Progr. médic., 1881.

RENDU. — Art. goutte, dict. Dechambre.

SEUX. — Th., Marseille, 1877.

SOUTHEY. — The Lancet, déc. 1883.

SÉNAC. — Diath. congestive.

SYDENHAM. — Tr. de la goutte.

TROUSSEAU. — Clin. médic.

VALUDE. — Soc. anat., 1883.

VASQUEZ. — Th., 1878.

VULPIAN. — Th., agrég., 1860.

WOILLEZ. — Maladies du poumon, 1872.

WUNDERLICH. — Pathologie und therapie.

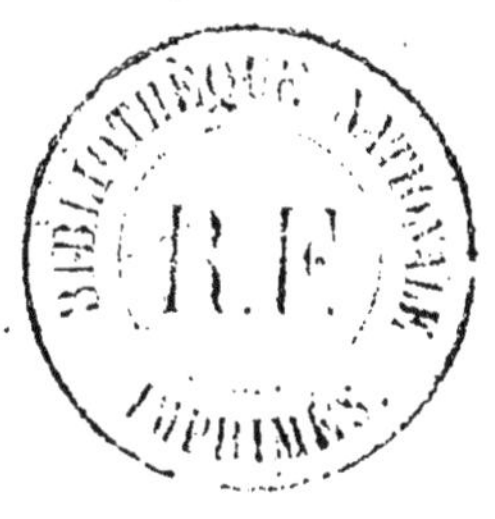